LA COCINA CURATIVA

Dieta contra el cáncer

Darnell Hance

Contenido

INTRODUCCIÓN

Entender la dieta y el cáncer

El cáncer es una enfermedad complicada definida por el crecimiento y la propagación descontrolados de células aberrantes del organismo. Las investigaciones indican que la alimentación es esencial tanto para la prevención como para el tratamiento del cáncer, a pesar de que diversos factores, como la genética y las exposiciones ambientales, contribuyen a su aparición y progresión.

La función de la nutrición en el tratamiento y la prevención del cáncer:

La nutrición influye notablemente en la prevención y el tratamiento del cáncer. Al aportar nutrientes vitales, antioxidantes y fitoquímicos que favorecen la salud celular y la función inmunológica, una dieta nutritiva puede ayudar a reducir las probabilidades de desarrollar determinados tipos de cáncer. Una dieta sana también puede ayudar a los enfermos de cáncer a controlar los efectos secundarios de los tratamientos, mantener su fuerza y mejorar su bienestar general.

Alimentos importantes para promover la salud durante el cáncer:

Algunos nutrientes esenciales son especialmente cruciales para promover la salud durante el tratamiento del cáncer. Estos son:

1. Antioxidantes: Los antioxidantes, que se encuentran en los cereales integrales, las frutas y las verduras, ayudan a proteger las células del estrés oxidativo y del daño causado por los radicaleslibres.

2. Ácidos grasos omega-3: Los ácidos grasos omega-3, presentes en los pescados grasos, las semillas de lino y las nueces, tienen características antiinflamatorias y pueden ayudar a reducir la inflamación asociada alcáncer.

3. Proteínas: La ingesta suficiente de proteínas es necesaria para reforzar el sistema inmunitario en el tratamiento del cáncer, conservar la masa muscular y acelerar la cicatrización de lasheridas.

4. Fibra: La fibra, presente en cereales integrales, legumbres, frutas y verduras, favorece la salud del aparato digestivo y puede reducir la probabilidad de desarrollar algunos tipos de cáncer, como elcolorrectal.

5. Vitamina D: Unos niveles suficientes de vitamina D favorecen la salud inmunológica y pueden ayudar a reducir la probabilidad de desarrollar algunos tumores malignos, como el cáncer de mama, colon ypróstata.

Influencia de la dieta en los factores de riesgo del cáncer:

La dieta puede influir en varios factores de riesgo para el desarrollo del cáncer. Por ejemplo, una dieta abundante en frutas y verduras se ha asociado a un menor riesgo de cáncer debido a su alto contenido en fibra, antioxidantes y fitoquímicos. Por el contrario, las dietas ricas en carnes procesadas, bebidas dulces y grasas poco saludables se han relacionado con un mayor riesgo de desarrollar varios tumoresmalignos.

Problemas nutricionales comunes y tratamientos para pacientes con cáncer:

Debido a los efectos secundarios del tratamiento, la pérdida de apetito y los cambios de sabor u olor, los pacientes con cáncer pueden experimentar diversas dificultades alimentarias. He aquí algunos problemas típicos y posibles soluciones:

1. Pérdida de apetito: Puede aumentar el apetito comiendo comidas más pequeñas y con más frecuencia, incluyendo alimentos ricos en nutrientes y experimentando con diversos métodos de cocción ysabores.

2. Náuseas y vómitos: Puede controlar las náuseas y los vómitos comiendo comidas cortas y suaves, evitando las cosas malolientes y utilizando jengibre, menta u otros medicamentos contra lasnáuseas.

3. Modificaciones del sabor: Experimentar con diversas especias, adobos y texturas puede mejorar el sabor de los alimentos y hacerlos másapetecibles.

4. Boca seca o dificultad para tragar: Beber suficientes líquidos, añadir salsas o salsasparahumedecerlosalimentosycomercomidasblandasyhúmedaspuede

ayudar

5. cansancio: Las comidas pequeñas y regulares, incluidos los alimentos ricos en proteínas, y el mantenimiento de la hidratación pueden ayudar a combatir el cansancio y mantener los niveles deenergía.

Trabajar con especialistas médicos especializados en nutrición oncológica, como los dietistas diplomados, es crucial para los pacientes con cáncer. Estos expertos pueden ofrecer asesoramiento y asistencia personalizados para tratar necesidades dietéticas específicas y maximizar la ingesta nutricional durante el tratamientooncológico.

CAPÍTULO 1

Crear una base sólida

Una base sólida es necesaria para mantener el bienestar general y puede ser muy eficaz para prevenir el cáncer y combatir la enfermedad. A la hora de sentar unas bases sólidas, tenga en cuenta los siguientes puntos:

Los fundamentos de una dieta que combate el cáncer:

Una dieta para combatir el cáncer hace hincapié en las comidas naturales y ricas en nutrientes y restringe los alimentos procesados y azucarados. Suelen incluirse frutas, verduras, cereales integrales, proteínas magras y grasas saludables. Los nutrientes esenciales, los antioxidantes y la fibra de este tipo de dieta ayudan a los mecanismos de defensa del organismo y reducen el riesgo decáncer.

Incluir alimentos ricos en antioxidantes:

Los antioxidantes son sustancias que ayudan a defender las células contra el daño causado por los radicales libres, sustancias químicas inestables que pueden contribuir al crecimiento del cáncer. El consumo de alimentos ricos en antioxidantes puede ayudar a combatir los radicales libres y reducir el estrés oxidativo. Los antioxidantes abundan en frutas y verduras de colores como los tomates, las verduras de hoja verde y las bayas.

Aumentar la actividad inmunitaria comiendo alimentos ricos en nutrientes:

Es esencial tener un sistema inmunológico robusto cuando se lucha contra el cáncer. Las vitaminas, los minerales y los fitoquímicos necesarios para la función inmunológica se encuentran en alimentos ricos en nutrientes. Los cítricos, el ajo, el jengibre, las setas y el té verde son ejemplos de alimentos que pueden mejorar la función inmunológica y contribuir a la defensa del organismo contra las células cancerosas.

Salud óptima mediante el equilibrio de macronutrientes:

Una dieta equilibrada contiene los macronutrientes hidratos de carbono, proteínas y grasas en las cantidades adecuadas. Cada macronutriente tiene una función especial en la conservación de la salud general. Elija proteínas magras como el pescado, la carne de ave y las fuentes vegetales, así como hidratos de carbono complejos como los cereales integrales y las legumbres, y grasas saludables como el aguacate, los frutos secos y las semillas. El equilibrio de macronutrientes favorece muchas actividades biológicas y garantiza un suministro continuo de energía.

Si se concentra en estos componentes fundamentales, podrá mejorar su ingesta de alimentos, fomentar un entorno interno saludable y potenciar las defensas anticáncer incorporadas en su organismo. No olvide solicitar asesoramiento personalizado a dietistas y profesionales médicos cualificados, sobre todo si tiene necesidades dietéticas o problemas médicos concretos.

CAPÍTULO 2

Planificar comidas y recetas:

Cuando nos centramos en la prevención y el tratamiento del cáncer, la planificación de las comidas es un buen método para asegurarnos de tener siempre a mano alimentos nutritivos. Planificando las comidas con antelación, puede incluir en su dieta una serie de alimentos que combaten el cáncer. He aquí algunos consejos para preparar comidas eficaces:

1. Crea un menú semanal. Programe sus comidas para la semana siguiente. Debe incluir un equilibrio de cereales nutritivos, proteínas magras, frutas, verduras y superalimentos con características de prevención delcáncer.

2. Haz una lista de la compra basada en el menú previsto: Esto te ayudará a asegurarte de que tienes todos los ingredientes que necesitas. Mantente en la parte exterior del supermercado, donde encontrarás fruta y verdura fresca, carnes magras y cerealessaludables.

3. Prepáralo con antelación: Dedica algo de tiempo los fines de semana o en momentos de menor actividad a preparar ciertos ingredientes o incluso comidas completas. Prepara los cereales, trocea las verduras y reparte los tentempiés para que preparar las comidas de la semana sea rápido ysencillo.

4. Cocine por lotes: Prepare muchas sopas, guisos o estofados que pueda dividir en raciones y guardar en el congelador para su uso posterior. Así ahorrarás tiempo y tendrás siempre una opciónnutritiva.

Preparación de comidas para una mejor nutrición:

Es fundamental concentrarse en incluir una variedad de alimentos ricos en nutrientes que contribuyan a la salud y el bienestar generales a la hora de planificar las comidas para una nutrición óptima. Estos son algunos aspectos importantes que hay que tener en cuenta al elaborar un plan de alimentación para combatir elcáncer:

1. Incluya frutas y verduras de colores en su dieta: Dado que los distintos colores representan moléculas antioxidantes diferentes, intente incluir un arco iris de colores en sus comidas. Ten en cuenta las frutas, las verduras de hoja verde, las crucíferas y los productos de color naranja oamarillo.

2. Dé prioridad a los cereales integrales. Elija productos integrales como la avena, el arroz integral, la quinoa y el pan integral. Ofrecen fibra, vitaminas, minerales y otros fitoquímicos que favorecen lasalud.

Las formas magras de proteínas, como las aves sin piel, el pescado, las lentejas, el tofu o el tempeh, deben incluirse en la dieta. En comparación con los cortes grasos de carne, estas opciones ofrecen aminoácidos vitales y tienen niveles más bajos de grasassaturadas.

4. Incluya superalimentos: Incluya en su dieta alimentos considerados anticancerígenos. La cúrcuma, las bayas, las verduras crucíferas, el té verde, el ajo y las nueces son algunos ejemplos. Incorpore estos elementos a sus comidas de formas interesantes.

Consejos de cocina y preparación de alimentos:

El contenido nutricional de los componentes debe mantenerse mediante una preparación sana y segura de las comidas. He aquí algunos consejos para preparar las comidas y cocinar:

1. Seleccione técnicas culinarias saludables: Opta por salteados bajos en aceite, horneados, a la plancha o al vapor. Estas técnicas mejoran los sabores manteniendo el valor nutritivo de losalimentos.

2. Utilice ingredientes frescos siempre que sea posible y evite los alimentos muy procesados, que suelen contener azúcares, grasas nocivas yconservantes.

3. Lea atentamente las etiquetas antes de comprar productos envasados. Busque alimentos con menos aditivos artificiales, poco azúcar añadido y pocosodio.

4. Manipule los alimentos de forma segura lavando correctamente las frutas y verduras, manteniendo las carnes crudas separadas de otros alimentos para evitar la contaminación cruzada y cocinando los alimentos a las temperaturas adecuadas para prevenir las enfermedades transmitidas por losalimentos.

Controlar las raciones y comer con frecuencia:

Mantener una dieta equilibrada implica controlar las raciones y comer con frecuencia. He aquí algunas cosas en las que pensar:

1. Preste atención a las proporciones de las raciones. Para asegurarse de que el tamaño de las raciones es el adecuado, utilice tazas medidoras, básculas de alimentos o pistas visuales. Evite comer cantidades excesivamente grandes porque pueden aumentar la ingesta decalorías.

2. Pon variedad de alimentos en tu plato. Divida el plato en secciones y llene la mitad con verduras sin almidón, la otra mitad con proteínas magras y la otra mitad con cereales nutritivos o verduras con almidón. De este modo, la comida se mantieneequilibrada.

3. Coma y meriende con regularidad: Intente hacer tres comidas equilibradas al día, añadiendo tentempiés saludables cuando sea necesario. Visiteregularmente

CAPÍTULO 3

Apoyo nutricional para diversos tipos de cáncer:

Verduras crucíferas: Incluya brócoli, coliflor, col rizada y coles de Bruselas en su dieta para reducir el riesgo de cáncer de mama. Los compuestos de estas verduras pueden ayudar a reducir el riesgo de cáncer demama.

2. Ácidos grasos omega-3: Incluya pescado azul en su dieta, como el salmón, la caballa y las sardinas. Los ácidos grasos omega-3 han demostrado su potencial para reducir el riesgo de cáncer demama.

3. Bayas: Las frambuesas, los arándanos y las fresas están cargados de antioxidantes y pueden ayudar a prevenir el cáncer demama.

4. Semillas de lino: Las semillas de lino molidas son una buena fuente de lignanos, que se parecen a los estrógenos y pueden ayudar a reducir el riesgo de cáncer de mama con receptores hormonalespositivos.

Cáncer de pulmón:

1. Consuma verduras crucíferas con frecuencia porque contienen sustancias que pueden ralentizar el crecimiento del cáncer depulmón.

2. Té verde: Consumir regularmente té verde puede disminuir el riesgo de cáncer de pulmón porque incluyepolifenoles.

3. Ajo y cebolla: Los compuestos azufrados de estos vegetales Allium se han asociado a una menor incidencia de cáncer depulmón.

Incluye en tu dieta frutas y verduras variadas ya que contienen antioxidantes que pueden ayudar a mantener la salud pulmonar. 4. Frutas y verduras de colores.

Cáncer de colon:

1. Alimentos ricos en fibra: Para aumentar el consumo de fibra y quizá reducir el riesgo de cáncer de colon, elige cereales integrales, legumbres, frutas yverduras.

2. Verduras crucíferas: Consuma brócoli, coliflor, repollo y coles de Bruselas con frecuencia, ya que contienen sustancias que pueden reducir el riesgo de cáncer colorrectal.

3. Ajo y cebolla: Los compuestos azufrados de estos vegetales Allium se han relacionado con una menor incidencia de cáncercolorrectal.

4. Incluya cúrcuma en sus comidas. La curcumina, el ingrediente activo de la cúrcuma, ha demostrado ser prometedora para reducir el riesgo de cáncer colorrectal.

Un alimento relacionado con un menor riesgo de cáncer de próstata son los tomates, ricos en licopeno. El licopeno se absorbe más fácilmente cuando los tomates se cocinan o procesan.

2. Verduras crucíferas: Incluya en su dieta coles de Bruselas, brócoli y coliflor. Tienen ingredientes que podrían reducir el riesgo de cáncer depróstata.

3. Té verde: Beba té verde con frecuencia, ya que incluye polifenoles que pueden reducir el riesgo de desarrollar cáncer depróstata.

4. Grasas saludables: Elija fuentes de grasas saludables como el aguacate, las almendras y el aceite de oliva, ya que incluyen elementos beneficiosos para la próstata.

Para obtener consejos y tratamientos personalizados para determinados tipos de cáncer, consulte a profesionales sanitarios. Tenga en cuenta que estas sugerencias dietéticas deben formar parte de un estilo de vida saludable en general.

DESAYUNO RECETAS

1. Bol de muesli con

 bayas: Ingredientes:

- 1 taza de leche de almendras (u otra leche noláctea)

- 1/2 taza de copos deavena

- Media taza de bayas variadas (fresas, arándanos yframbuesas)

- 1 cucharada de semillas dechía

- Opcional: 1 cucharada de miel o jarabe dearce

Instrucciones:

1. Mezcla la avena y la leche de almendras en una olla. Cocina la mezcla afuego medio hasta que espese y la avena esté biencocida.

2. Retíralo del fuego y deja que seenfríe.

3. Añada semillas de chía, bayas variadas y miel o sirope de arce porencima.

Tostada de salmón ahumado y aguacate:

Ingredientes:

-Dos rebanadas tostadas de pan integral

- 1 aguacate maduro triturado Zumo de mediolimón

- Sal y pimienta algusto

- 2 onzas de salmónahumado

- Una guarnición

de eneldo fresco

Instrucciones:

1. Mezcle el puré de aguacate, el zumo de limón, la sal y la pimienta en unbol pequeño.

2. Distribuir uniformemente la mezcla de aguacate sobre las rebanadas de pan tostado. 3. Añade salmón ahumado por encima y, a continuación, eneldofresco

como guarnición.

Revuelto de verduras:

Ingredientes

- Se necesitan 2huevos.

- 1/4 taza de pimientos picados de cualquiercolor

-1/4 de taza de champiñones cortados en dados y 1/4 de taza de calabacín cortado en rodajas

- 1/4 taza de tomates cortados en dados Aceite de oliva, 1cucharada

- Sazonar al gusto con sal y

pimienta Instrucciones:

1. En una sartén a fuego medio, calentar el aceite deoliva.

2. Incluir las verduras cortadas en dados y cocinar hasta que esténtiernas.

3. Batir los huevos con sal y pimienta en otrobol.

4. Añadir los huevos a la sartén con las verduras cocidas, removiendo de vezen cuando, y calentar hasta que los huevos estén revueltos ycuajados.

Tazón de quinoa para el desayuno:

Ingredientes

-1/4 de taza de yogur griego natural y 1/2 taza de quinoa cocida.

- 1/4 de taza de almendras fileteadas y 1 cucharada demiel

- 1/4 de taza de frutas frescas variadas (como manzanas, bayas o plátanos troceados).

Instrucciones:

1. Mezclar la quinoa cocida, el yogur griego y la miel en unbol.

2. Añada almendras fileteadas y frutas frescas variadas porencima.

Batido verde:

Ingredientes

- 1 taza de col rizada o espinacas como ingrediente. un solo plátanomaduro

- 1 cucharada de mantequilla dealmendras

- 1/2 taza de leche de almendras sin azúcar (o cualquier otra leche noláctea)

- 1 cucharada de linazamolida

- 1/2 taza de trozos

de hielo

Instrucciones:

1. Mezclar todo con unabatidora.

2. Mezclar hasta que quede cremoso ysuave.

Un parfait de pudin de chía:

Ingredientes:

1 taza de leche de almendras sin azúcar (u otra leche no láctea) y 2 cucharaditas de semillas de chía.

- 1 cucharada de miel o jarabe dearce

- 1/2 cucharadita de extracto devainilla

- 1 cucharada de frutos secos picados (como almendras onueces)

- 1/4 taza de

frutafresca variada

Instrucciones:

1. Mezcla las semillas de chía, la leche de almendras, la esencia de vainilla, lamiel o el sirope de arce en un recipiente obol.

2. Después de remover bien, deje que la mezcla espese durante al menos15 minutos o toda la noche en elfrigorífico.

3. En un vaso o tarro, disponer el pudin de chía, las bayas frescas mezcladas ylas nuecespicadas.

ALMUERZO Y CENA RECETAS

Ensalada de quinoa y salmón a la plancha:

Ingredientes:

-1 taza de quinoa cocida

-1 taza de verduras mixtas (como pimientos, pepino y tomates cherry), y 6 onzas de filete de salmón a la plancha.

-2 cucharadas de zumo de limón 1 cucharada de aceite de oliva

- Hierbas frescas (como eneldo

y perejil) Instrucciones:

1. Prepara la quinoa según las instrucciones del paquete y déjalaenfriar.

2. Mezcle la quinoa, las verduras mixtas, el aceite de oliva, el zumo de limón ylas hierbas frescas en unbol.

3. Mezcle la ensalada de quinoa con el salmón a la parrilla después desazonarlo con sal ypimienta.

Lentejas salteadas con

verduras Ingredientes:

- 2 dientes de ajopicados

-1 taza de lentejascocidas

-1 taza de verduras mixtas (como brócoli, zanahorias y tirabeques).

- 1 cucharada de salsa de soja baja ensodio

- 1 cucharada de aceite desésamo

- 1 cucharadita de jengibre rallado Semillas de

sésamopara decorarInstrucciones:

1. En una sartén a fuego medio, calentar el aceite desésamo.

2. Remover durante un minuto después de añadir el ajo picado y el jengibre rallado.

3. Saltear las verduras mixtas hasta que estén tiernas ycrujientes.

4. Remover un minuto más antes de añadir las lentejas cocidas y la salsa desoja.
5. Añadir semillas de sésamo como guarnición yservir.

Verduras asadas y pechuga de pollo a la plancha:

Ingredientes:

-1 taza de verduras asadas mixtas (como calabacín, pimientos y coliflor)

- 4 onzas de pechuga de pollo a laplancha.

-1 cucharada de aceite de oliva

- 1 cucharadita de hierbas secas, como romero ytomillo

- Sazonar con sal y pimienta al

gusto Instrucciones:

1. Ajuste la temperatura del horno a 200°C(400°F).

2. Mezcle el aceite de oliva, las hierbas secas, la sal y la pimienta con la mezclade verduras.

3. Coloque las verduras en una sola capa en una bandeja de horno y áselas de20 a 25 minutos, o hasta que esténblandas.

4. Cocinar la pechuga de pollo completamente en la parrilla. 5. Colocalas verduras asadas junto al pollo a laparrilla.

Pimientos rellenos de quinoa y

verduras: Ingredientes:

-Dos pimientos grandes.

- 1 taza de quinoa cocida

- 1 taza de verduras mixtas, como espinacas, champiñones ycebollas

- 1/2 taza de queso rallado, como mozzarella ofeta

-2 cucharadas de aceite de oliva

- Al gusto, sal y

pimienta

Instrucciones:

1. Ajuste la temperatura del horno a 190°C(375°F).

2. Recorta la parte superior de los pimientos y quítales lassemillas.

3. Saltear las verduras mixtas en aceite de oliva caliente hasta que esténblandas.

4. Mezcle la quinoa cocida, las verduras salteadas, el queso, la sal y la pimienta en unbol.

5. Coloca los pimientos en una bandeja de horno y rellénalos con la mezclade quinoa.

6. Hornear de 25 a 30 minutos, o hasta que el relleno esté bien caliente ylos pimientosblandos.

Ingredientes de la ensalada de

espinacas y garbanzos:

- 1 taza de garbanzos cocidos y 2 tazas de hojas de espinacasbaby.

- Media taza de tomates cherry cebollas rojas cortadas en 1/4 detaza

-2 cucharadas de zumo de limón

- Aceite de oliva virgen extra, 1cucharada

- Sazonar con sal y pimienta algusto

Instrucciones:

1. Mezcle las espinacas baby, los garbanzos, los tomates cherry y las cebollasrojas cortadas en rodajas finas en un bolgrande.

2. Para preparar el aliño, mezcle el zumo de limón, el aceite de oliva, la sal y la pimienta en un bolpequeño.

3. Vierta la ensalada con el aliño y remuévala paraincorporarlo.

Pavo salteado y verduras con arroz integral:

Ingredientes:

- 4 oz. de pavomolido

- 1 taza de verduras variadas (como pimientos, brécol yzanahorias)

- 1 taza de arroz integralcocido

- 2 dientes de ajo picados 1 cucharada de salsa de soja baja ensodio

- 1 cucharada de aceite deoliva

- 1 cucharadita de jengibrerallado

- Guarnición de cilantro

fresco Instrucciones:

1. Poner una sartén con aceite de oliva a fuegomedio.

2. Remover durante un minuto después de añadir el ajo picado y el jengibrerallado.

3. Añadir el pavo picado y calentarlo hasta que estédorado.

4. Saltear las verduras mixtas hasta que estén tiernas ycrujientes.

5. Cocer un minuto más después de añadir el arroz integral cocido y la salsade soja.

6. Añadir cilantro fresco como guarnición yservir.

APERITIVOS Y GUARNICIONES CONTRA EL CÁNCER

Ensalada de aguacate y garbanzos: Ingredientes:

- 1 taza de garbanzoscocidos

- 1 aguacate maduro,picado

- 1 pepino pequeño, cortado endados

 - 1 cebolla roja pequeña, ligeramentepicada

- El zumo de unlimón

- Cilantro o perejil fresco finamente picado - Sal y pimienta, algusto

Instrucciones:

1. Colocar el aguacate, los garbanzos, la cebolla roja y el pepino en unbol.

2. Remover suavemente la mezcla después de exprimir el zumo de limón sobreella.

3. Al gusto, añadir sal y pimienta alplato.

4. Decorar con cilantro fresco operejil.

5. Preséntelo frío como ensalada ligera oguarnición.

Patatas fritas de calabacín al

horno Ingredientes:

- 2 calabacines medianos, cortados en rodajasfinas

- 1 cucharada de aceite deoliva

- Sal y pimienta algusto

- Como condimentos opcionales, queso parmesano rallado o hierbassecas.

Instrucciones:

1. Ajuste la temperatura del horno a 190°C(375°F).

2. En una fuente, mezclar las rodajas de calabacín con el aceite de oliva, la sal yla pimienta.

3. Coloque las rodajas de calabacín sazonadas en una bandeja de horno forradacon papelpergamino.

4. Si lo desea, añada queso parmesano rallado o hierbassecas.

5. Hornea los chips de calabacín de 15 a 20 minutos, o hasta que estén crujientes y dorados.

6. Déjelos enfriar suavemente antes deservir.

Pimientos rellenos de quinoa:

Ingredientes:

- 4 pimientos de cualquiercolor

-Una taza de quinoa cocida

- una taza de verduras mixtas (como zanahorias, guisantes ymaíz)

- una cebollapequeña

-Picado fino y dos dientes de ajo picados Aceite

de oliva, 1 cucharada

- Añadir sal y pimienta algusto

- El queso rallado esopcional

Instrucciones:

1. Ajuste la temperatura del horno a 190°C(375°F).

2. Recorte la parte superior de los pimientos y, a continuación, quíteles lassemillas y lasmembranas.

3. Sofreír la cebolla y el ajo en aceite de oliva en una sartén a fuego mediohasta que esténtransparentes.

4. Incluir las verduras mixtas y cocer a fuego lento durante 4 minutos o hasta que estén tiernas.

5. Añadir la quinoa cocida y salpimentar algusto.

6. Coloca los pimientos en una bandeja de horno después de rellenarlos conla mezcla dequinoa.

7. Si lo prefiere, adorne cada pimiento relleno con quesorallado.

8. Hornea los pimientos de 25 a 30 minutos, o hasta que estén blandos y elqueso se hayafundido.

Parfait de yogur

griego Ingredientes:

-Yogur griego, 1 taza

- 1 taza de bayas variadas, como frambuesas, arándanos yfresas.

-1/4 de taza de granola

- Opcional: 1 cucharada de miel o jarabe dearce

- Decorar con hojas de mentafresca

Instrucciones:

1. Dispón el yogur griego, las bayas variadas y la granola en un vaso ocuenco.

2. Si lo prefiere, rocíe miel o sirope de arce por encima para darle un toque más dulce.

3. Añadir hojas de menta fresca como guarnición.

4. Servir inmediatamente o enfriar hasta el momento de comer.

Wraps con hummus y verduras:

Ingredientes

- Wraps o tortillas integrales

- Hummus, ya sea casero o comprado.

- Una variedad de verduras frescas, como brotes, lechuga, pepino, pimientos y morrones

- Como guarnición opcional, añada queso feta, aceitunas o pimientos rojos asados.

Instrucciones:

1. Cubre una tortilla integral o un wrap con una capa gruesa de hummus.

2. Coloca las verduras frescas que prefieras en capas sobre el hummus.

3. Si lo desea, puede añadir queso feta desmenuzado, aceitunas o pimientos rojos asados para dar le sabor.

4. Formar una envoltura enrollando cuidadosamente la tortilla.

5. Cómete el envoltorio entero o córtalo en trozos más pequeños.

Bolas energéticas con fruta

y frutos secos:

Ingredientes:

- 1 taza de dátilesdeshuesados

- 1 taza de frutos secos variados, como anacardos, almendras ynueces

- 1/4 de taza de frutos secos (como albaricoques, pasas yarándanos).

- 1 cucharada de sirope de arce omiel

- Opcional: cacao en polvo o copos de coco paraenrollar

Instrucciones:

1. Procesarlosdátiles,losfrutossecos,lamieloel jarabedearceenun procesador de alimentos hasta que estén bien mezclados ypegajosos.

2. Formar bolas del tamaño de un bocado con la mezcla utilizandopequeñas porciones.

3. Para obtener más textura y sabor, si lo desea, puede rebozar lasbolas energéticas en cacao en polvo o cocorallado.

4. Antes de servir, guarde las bolas energéticas en el frigorífico durante al menos 30 minutos en un recipientehermético.

DULCES CONTRA EL CÁNCER PARA UN POSTRE INOCUO

Budín de chía y bayas: Composición:

- 1 taza de bayas mixtas, incluyendo frambuesas, arándanos yfresas.

- Semillas de chía, 2cucharaditas

- Una taza de leche de almendras (u otra lechevegetal)

- 1 cucharada de miel o sirope de arce endulzado

(opcional) Instrucciones

1. Las bayas combinadas y la leche de almendras deben mezclarse hastaque estén completamentesuaves.

2. Añadir las semillas de chía a la mezcla después de pasarla a unbol.

3. Si se desea, endulzar con miel o sirope de arce. Hasta que las semillas de chía empapen el líquido y adquieran una consistencia parecida a la de un pudin, tape el bol y póngalo a enfriar en el frigorífico durante al menos dos horas o toda la noche. Si se desea, añadir más bayas como guarnición y servirfrío.

Aguacates

maduros

Ingredientes

- 1/4 de taza de cacao en polvo sin azúcar se combinan para hacer moussede chocolate conaguacate.

- 1/4 taza de sirope de ágave omiel

- Una pizca desal

- 1 cucharadita

deextracto de

vainillaInstrucciones

1.Siga estas instrucciones para hacer puré los aguacates en un robot decocina.

2. Se añade sal, esencia de vainilla, miel o sirope de ágave, cacao en polvoy cacao enpolvo.

3. Vuelva a procesar hasta que todo esté suave y cremoso. Si es necesario,probar y ajustar eldulzor.

4. Antes de servir, coloque la mousse en platos o vasos y métala en el frigorífico durante al menos unahora.

5. Añada fruta fresca o chocolate negro rallado comoguarnición.

Bolas de dátiles con

coco Ingredientes:

- Una taza de dátilesdeshuesados

- Coco rallado extra paraenrollar

- 1 taza de copos de coco sinazúcar

- 1/4 taza de harina dealmendra

- 2 cucharadas de aceite decoco

- 1 cucharadita de esencia devainilla

Instrucciones:

1. Procesar los dátiles en un procesador de alimentos hasta que se conviertanen una pastaespesa.

2. Añadir el aceite de coco, la esencia de vainilla, la harina de almendra y elcoco rallado.

3. Cuando la mezcla esté bien mezclada y se mantenga unida al apretarla,pulse.

4. Hacer bolitas de la mezcla de 2,5 cm de diámetro o menos. Para cubrirlas, páselas por coco trituradoadicional.

5. Refrigere las bolitas de dátiles con coco durante una hora para que se endurezcan y, a continuación, colóquelas en una bandeja para hornear forrada con papel pergamino. Ofrecerfrías.

Galletas de plátano

y avena

Ingredientes:

- 2 plátanos madurosmachacados

- 1/4 de taza de frutos secos picados, como nueces o almendras, y 1 1/2 tazasde copos deavena.

- 1/4 taza de arándanos rojos secos opasas

- 1/2 cucharadita decanela

 - 1 cucharada de sirope de arce omiel

Instrucciones:

1. Se forra una bandeja para hornear con papel pergamino y se precalienta el horno a 175°C(350°F).

2. El puré de plátano, los copos de avena, las almendras finamente picadas, las pasas o los arándanos secos, la miel o el sirope de arce y la canela se mezclan en unbol.

3. Remover bien para mezclar. Dar forma de galleta a la mezcla dejando caer cucharadas en la bandeja para hornearpreparada.

4. Hornear las galletas durante 15-20 minutos, o hasta que esténdoradas.

5. Antes de servir, dejar enfriar sobre unarejilla.

Un parfait de yogur griego:

Ingredientes:

- Yogur griego, 1taza

- Media taza de granola (elija una con menosazúcar).

- 1 taza de frutas frescas variadas (como bayas, melocotones cortados en rodajas o manzanastroceadas).

- 2 cucharaditas de miel o sirope de arce para endulzarInstrucciones

1. El yogur griego, la granola y las frutas frescas deben colocarse en capas enun vaso o plato, según lareceta.

2. Se pueden repetir las capas hasta que se hayan utilizado todos losingredientes.

3. Si lo desea, rocíe un poco de miel o sirope de arce por encima paraendulzar. Sírvelo enseguida o guárdalo en frío hasta elmomento.

Manzanas asadas con canela:

- 2 manzanas, por ejemplo Granny Smith oHoneycrisp

- 2 cucharadas de nueces picadas, como pacanas o almendras, son ingredientes obligatorios.

- 1 cucharada de sirope de arce omiel

- Media cucharadita decanela

- Una pizca de nuez moscada, si sedesea

Instrucciones:

1. Ajuste la temperatura del horno a 190°C(375°F).

2. Una vez descorazonadas, las manzanas se ahuecan por el centro y se lesquitan las pepitas. Las manzanas se colocan en una fuente dehorno.

3.Mezclar las nueces picadas, la miel o el jarabe de arce, la canela y lanuez moscada (si se utiliza) en un bolpequeño.

4. Rellenar los centros de las manzanas ahuecadas con la mezcla de frutos secos. Hornear las manzanas de 25 a 30 minutos, o hasta que esténblandas.

5.Si lo desea, añada una cucharada de yogur griego o un poco de granola y sírvalo caliente.

Estas recetas de postres para personas con cáncer intentan utilizar alimentos sanos pero añadiendo un toque de dulzor.

SUPERALIMENTOS PARA LA PREVENCIÓN DEL CÁNCER Y LA CURACIÓN

Por su alto contenido en nutrientes y sus posibles cualidades anticancerígenas, los superalimentos son importantes en la prevención y el tratamiento del cáncer. Los siguientes seis superalimentos y sugerencias de recetas pueden ayudar en el tratamiento y la prevención del cáncer:

Cúrcuma: La curcumina, una potente molécula con propiedades antiinflamatorias y antioxidantes, está presente en la cúrcuma.

Noción de receta:

 Ingredientes para el smoothie bowl de cúrcuma y jengibre:

- Un solo plátanomaduro

- Una taza de leche dealmendras

- 1 cucharadita de cúrcuma enpolvo

- 1 cucharada de semillas dechía

 - 1 cucharadita de jengibrepicado

Las bayas frescas, las almendras laminadas y los copos de coco sirven de aderezo.

Bayas: Las bayas son una gran fuente de fibra, vitaminas y antioxidantes que ayudan a combatir el cáncer y a reducir la inflamación.

Noción de receta: Ensalada con bayas

mixtas Ingredientes:

- 1 taza de espinacastiernas

 - 2 tazas de bayas variadas (fresas, arándanos yframbuesas)

- 1/4 taza de nuecespicadas

- 2 cucharadas de vinagrebalsámico

- Aceite de oliva virgen extra, 1cucharada

- Al gusto, sal ypimienta

Verduras crucíferas: Las verduras crucíferas como la col rizada, el brócoli y la coliflor contienen sustancias que pueden detener el desarrollo de células cancerosas.

Noción de receta: Ajo

quemado Ingredientes para el

puré de coliflor:

- 1 cabeza de coliflor, dividida enramilletes

- 3 dientes de ajopicados

-2 cucharadas de aceite de oliva

- Sazonar con sal y pimienta al gusto - Adornar con perejilfresco

Té verde: Debido a su alto contenido en antioxidantes y polifenoles, el té verde puede ayudar a reducir la probabilidad de desarrollar algunos tumores malignos.

Noción de receta: Té verde matcha

latte Ingredientes:

- Té verde matcha en polvo, 1cucharadita

- 1 taza de leche de almendras sinazúcar

- 1 cucharadita de sirope de arce o miel(opcional)

- Extracto de canela paradecorar

Ajo: Este alimento incluye sustancias químicas organosulfuradas que se han relacionado con el refuerzo de la función inmunitaria y la prevención del cáncer.

Noción de receta: Ajo-Salmón asado

Ingredientes:

- 4 filetes desalmón

- 4 dientes de ajopicados

-2 cucharadas de zumo de limón

-2 cucharadas de aceite de oliva

- Sal y pimienta al gusto - Eneldo fresco paradecorar

Nueces: Los ácidos grasos omega-3 y los antioxidantes, relacionados con la protección contra el cáncer, abundan en las nueces.

Noción de receta: Componentes de la ensalada de quinoa y nueces:

- 1/2 taza de nueces picadas - 1 taza de quinoacocida

- 1/2 taza de pepino en rodajas - 1/2 taza de tomates cherry cortados por lamitad

-2 cucharadas de zumo de limón

- Hojas de albahaca fresca paraadornar

- 1 cucharada de aceite de oliva virgenextra

- Sal y pimienta algusto

Tenga en cuenta que estas recetas no pretenden sustituir el consejo o la atención médica. Si tú o un ser querido estáis luchando contra el cáncer, es fundamental que consultéis a expertos médicos para recibir el asesoramiento y los cuidados adecuados.

RECETAS DE ZUMOS Y BATIDOS

Berry Blast Smoothie, primero:

Ingredientes:

-plátano y una taza de bayas mixtas (incluyendo fresas, arándanos y frambuesas).

-Una taza de espinacas y una cucharada de semillas de chía

-Una taza de leche de almendras

Instrucciones:

1. Lavar bien las espinacas y las

bayas. Cortar el plátano en rodajas y

pelarlo.

3. Mezclalasbayas,elplátano,lasespinacas,lassemillasdechíaylalechede almendras en labatidora.

4. Mezclar hasta que quede cremoso ysuave.

5. Viértalo en un vaso y beba unsorbo.

2. Zumo verde de desintoxicación:

Ingredientes:

- Dos tazas de colrizada.

- un pepino

- 1 manzana verde - 2 tallos deapio

- 1 limón exprimido; - 1 pulgada dejengibre

Instrucciones:

1. Lavar el jengibre, la col rizada, el pepino, el apio y la manzanaverde.

2. Para facilitar la mezcla, corte el pepino, el apio y la manzana verde entrozos máspequeños.

3. Coloque la manzana verde, el pepino, el apio, la col rizada, el zumo de limón y el jengibre en unexprimidor.

4. Utiliza un exprimidor para procesar losalimentos.

5. Pasar el zumo a un vaso y completar con aguafría.

Zumo de zanahoria con cúrcuma:

Ingredientes:

- Treszanahorias

- 1 naranjapelada

- 1 cucharadita de cúrcuma molida, o un trozo de raíz de cúrcuma de unos 2,5cm.

- 1 trocito de piña - 1 cucharada de mielopcional

Instrucciones:

1. Pelar la naranja y lavar laszanahorias.

2. Para facilitar la extracción del zumo, corta la piña y las zanahorias en trozosmás pequeños.

3. Coloque la piña, las zanahorias, la naranja, la raíz o el polvo de cúrcuma yla miel (si lo prefiere) en unexprimidor.

4. Utiliza un exprimidor para procesar losalimentos.

5. Remover bien antes de añadir el zumo a unvaso.

6. Deléiteseenseguida.

Un batido rico en antioxidantes

Ingredientes:

-1 taza de espinacas

-1 taza de bayas variadas (fresas, arándanos y moras)

-1 cucharada de linaza

- 1 cucharada de mantequilla dealmendras.

- Agua de coco, 1taza

Instrucciones:

1. Lavar bien las espinacas y lasbayas.

2. Mezcle las bayas mixtas, las espinacas, la linaza, la mantequilla de almendrasy el agua de coco en unalicuadora.

3. Mezclar hasta que quede cremoso ysuave.

4. Viértalo en un vaso y beba unsorbo.

Zumo verde que refuerza la inmunidad:

Ingredientes:

- 1 pepino

- 2 tazas deespinacas.

- 2 tallos deapio

- Una manzanaverde

- 1 limónexprimido

- 1 puñado deperejil

Instrucciones:

1. Lavar el perejil, las espinacas, el pepino, el apio y la manzanaverde.

2. Para facilitar la extracción del zumo, corta el pepino, el apio y la manzana verde en trozos máspequeños.

3. Coloque las espinacas, el apio, el pepino, la manzana verde, el zumo de limón y el perejil en unexprimidor.

4. Utiliza un exprimidor para procesar losalimentos.

5. Remover bien antes de añadir el zumo a unvaso.

6. Fríopresente.

Zumo de remolacha y jengibre:

Ingredientes:

- 1manzana

-1 zanahoria

- 2 remolachas medianas (peladas y cortadas endados).

- 1 pulgada dejengibre

- 1 limón reciénexprimido

Instrucciones:

1. Lavar el jengibre, la manzana, la remolacha y lazanahoria.

2. Para que el zumo sea más sencillo, pele y corte las remolachas en trozos más pequeños.

3. Ponga la remolacha, la zanahoria, la manzana, el jengibre y el zumo de limónen un exprimidor.

4. Utiliza un exprimidor para procesar losalimentos.

5. Remover bien antes de añadir el zumo a unvaso.

6. Deléiteseenseguida.

DESINTOXICACIÓN E HIDRATACIÓN

La dieta desempeña un papel fundamental en la gestión y prevención del cáncer. En lo que respecta al cáncer, una hidratación y una desintoxicación adecuadas son dos factores importantes que pueden tener un gran impacto en la salud y el bienestar general de una persona.

La importancia de una hidratación adecuada: El mantenimiento de un funcionamiento corporal óptimo y el avance de la salud general dependen de mantenerse bien hidratado. El agua es esencial para drenar las toxinas y los residuos del organismo, lo que puede reducir la probabilidad de

desarrollar cáncer. Además, una hidratación adecuada ayuda a suministrar nutrientes vitales a numerosos órganos y tejidos y mantiene una actividad celular saludable.

La deshidratación puede provocar una serie de problemas de salud, entre ellos un mayor riesgo de cáncer. Diversos estudios han relacionado varias formas de cáncer, como el de vejiga, el colorrectal y el de mama, con la deshidratación crónica. Por lo tanto, es esencial para la prevención del cáncer y la salud en general que mantenga unos niveles óptimos de hidratación a lo largo del día bebiendo suficiente agua.

Alimentos y bebidas desintoxicantes: Incluir alimentos y bebidas desintoxicantes en la dieta puede ayudar a prevenir y controlar el cáncer, además de otras enfermedades. Al contribuir a los procesos naturales de desintoxicación del organismo, estos alimentos aligeran la carga que soportan órganos cruciales como el hígado y los riñones.

Las verduras crucíferas como el brócoli, la coliflor y la col rizada son algunos ejemplos de alimentos desintoxicantes. Estas verduras contienen sustancias químicas que estimulan las enzimas de desintoxicación del organismo. Otras opciones son el ajo, la cúrcuma, el té verde y las bayas, todos ellos con propiedades antioxidantes antiinflamatorias y neutralizadoras de radicales libres.

El consumo de alimentos ricos en fibra, como cereales integrales, legumbres y frutas, también puede contribuir a la eliminación de toxinas del sistema digestivo y al mantenimiento de una flora intestinal sana. Una microbiota intestinal equilibrada es crucial para el bienestar general y se ha asociado a un menor riesgo de desarrollar varios tumoresmalignos.

Recetas de zumos y batidos depurativos: Los zumos y batidos pueden ser excelentes complementos de una dieta que combata el cáncer porque aportan una dosis concentrada de nutrientes y antioxidantes importantes. Muchas frutas y verduras diferentes,

y hierbas que contribuyen a los procesos de desintoxicación del organismo.

Un zumo o batido verde a base de espinacas, col rizada, pepino, apio y limón, por ejemplo, puede ofrecer una potente combinación de antioxidantes y fitoquímicos que ayudan a depurar el organismo. Los efectos desintoxicantes de estas recetas pueden mejorarse añadiendo jengibre o cúrcuma.

Los zumos y batidos pueden ser ventajosos, pero no deben sustituir a los alimentos completos en la dieta de una persona, es crucial recordarlo. Siempre se aconseja una dieta equilibrada que incluya frutas, verduras, cereales integrales, proteínas magras y grasas saludables.

Mantenerse bien hidratado e incluir en la dieta alimentos y bebidas desintoxicantes puede contribuir significativamente a la prevención y el tratamiento del cáncer. Beber mucha agua y consumir alimentos ricos en nutrientes pueden contribuir a los procesos naturales de desintoxicación del organismo y mejorar la salud y el bienestar generales.

COMER FUERA COMO PACIENTE DE CÁNCER

Puede ser difícil comer fuera cuando se tiene cáncer, pero con un poco de preparación y discusión, se puede salir a comer de vez en cuando. Estas son algunas recomendaciones para los pacientes con cáncer que salen a comer fuera:

1. Elige restaurantes con opciones saludables: Busque restaurantes con una amplia gama de opciones sanas y frescas en su menú. Ensaladas, proteínas a la plancha o al horno y platos a base de verduras pueden entrar en esta categoría. Evite comer en lugares especializados en fritos o platos muyprocesados.

2. Comunique al personal cualquier preferencia o restricción dietética que tenga al hacer la reserva o al llegar al restaurante. Esto puede implicar preguntar por opciones sin gluten, pedir que se omitan ciertos componentes de los platos o averiguar si se ofrecen comidas bajas ensodio.

3. Solicite adaptaciones: No tengas miedo de preguntar a la camarera si se pueden modificar algunos platos para adaptarlos a tus necesidades dietéticas. Por ejemplo, puedes pedir verduras al vapor en lugar de patatas fritas o pedir que te pongan las salsas y los aliñosaparte.

4. Tenga cuidado al comer alimentos crudos o poco cocinados: Si tiene cáncer, es posible que su sistema inmunitario esté dañado. Por ello, es crucial que tenga cuidado al comer alimentos crudos o poco cocinados, ya que podrían aumentar el riesgo de contraer infecciones alimentarias. En su lugar, elija proteínas y verduras preparadas.

5. Control de las raciones: Tenga en cuenta el tamaño de las raciones, porque las grandes porciones pueden resultar incómodas y estresantes. Piensa en compartir la comida con tu acompañante o en pedir mediaración.

6. Mantener la hidratación: Es fundamental mantener la hidratación, sobre todo mientras se recibe tratamiento contra el cáncer. En lugar de bebidas alcohólicas o azucaradas, pida un vaso de agua o opte por líquidos como infusiones o zumos reciénexprimidos.

7. Lleve tentempiés: Si no está seguro de las opciones de menú de un determinado restaurante, piense en la posibilidad de llevar algún tentempié saludable. Así podrás añadir más comida a la cena si esnecesario.

8. Presta atención a cómo se siente tu cuerpo durante y después de la comida, escuchándolo. Tome nota y evite cualquier alimento o componente que le produzca malestar estomacal o le cause molestias en elfuturo.

Recuerde siempre pedir consejo y orientación personalizados sobre sus necesidades dietéticas específicas como paciente de cáncer a su equipo sanitario o a un dietista cualificado.

CONCLUSIÓN

Recomendaciones dietéticas para pacientes con cáncer

Para promover su bienestar general y mejorar su salud a largo plazo, los supervivientes de cáncer deben seguir una dieta nutritiva y equilibrada. He aquí algunas sugerencias dietéticas a tener en cuenta:

1. Incorpora una variedad de frutas y verduras a tu dieta: Esfuérzate por llenar tu plato con un arco iris de frutas y verduras. Tienen muchos antioxidantes, vitaminas y minerales, que refuerzan el sistema inmunitario y reducen el riesgo de enfermedades crónicas.

2. Dé prioridad a los cereales integrales: Opte por los cereales integrales en lugar de los refinados, como el arroz integral, el pan integral, la quinoa y la avena. La fibra, las vitaminas y los minerales de los cereales integrales favorecen la salud digestiva y la estabilidad de los niveles de azúcar ensangre.

3. Incorpore fuentes magras de proteínas: Elija fuentes de proteínas magras como aves, pescado, lentejas, tofu y productos lácteos bajos en grasa. Las proteínas son necesarias para el sistema inmunitario y la cicatrización de lostejidos.

4. Modera el consumo de grasas: Limite las grasas saturadas y trans y opte por grasas saludables como el aguacate, los frutos secos, las semillas y el aceite de oliva. Las nueces, las semillas de lino y los pescados grasos contienen ácidos grasos omega-3, que pueden tener efectos antiinflamatorios en los pacientes con cáncer.

5. Manténgase correctamente hidratado consumiendo mucha agua a lo largo del día. El alcohol y las bebidas azucaradas deben consumirse con moderación, ya que una ingesta excesiva puede tener efectos perjudiciales para lasalud.

Nutrición y salud a largo plazo:

Como superviviente de un cáncer, es fundamental adoptar un estilo de vida que dé prioridad al bienestar general para mantener la salud a largo plazo. Estas son algunas cosas cruciales que hay que recordar:

1. Actividad física regular: Haga ejercicio con regularidad para mantener un peso saludable, desarrollar los músculos, mejorar el estado de ánimo y mejorar la salud cardiovascular. Para determinar el grado de actividad adecuado para su enfermedad, hable con su equipomédico.

2. Controle su estrés: El estrés tiene un efecto perjudicial sobre la salud en general. Investiga métodos para reducir el estrés, como el yoga, los ejercicios de respiración profunda, la meditación o la realización de actividades que tegusten.

3. Controle su peso: Combine una dieta equilibrada con ejercicio regular para alcanzar y mantener un peso corporal saludable. Consulte a su médico para determinar el peso adecuado parausted.

4. Exámenes y revisiones constantes: Acuda regularmente al médico para controlar su salud y tratar cualquier problema. Mantente al día con las revisiones rutinarias del cáncer para identificar precozmente cualquier problemapotencial.

Pautas para un estilo de vida saludable:

Más allá de la alimentación y el ejercicio, los supervivientes de cáncer también deben mantener todo su b i e n e s t a r . He aquí algunas recomendaciones de estilo de vida para mejorar su salud:

1. Duerma lo suficiente. Dormir bien es importante para la curación y el bienestar general. Cree un entorno relajante que favorezca el sueño y establezca una rutina constante a la hora deacostarse.

2. Desarrolle una red de apoyo: Rodéate de una red sólida de seres queridos, amigos o grupos de apoyo que puedan identificarse contigo y ofrecerte apoyo emocional durante tuviaje.

3. Participe en aficiones y actividades: Busque aficiones y pasatiempos que le hagan feliz y le ayuden a relajarse. La lectura, la jardinería, la pintura, el deporte y otras actividades de ocio son ejemplos deello.

4. Cuídese: Dedique tiempo a actividades que le ayuden a relajarse y a mantener su salud mental. Esto puede incluir relajarse en el baño, cultivar la conciencia, disfrutar del paisaje o dedicarse a sus pasatiemposfavoritos.

5. Manténgase en contacto: Mantenga sus vínculos sociales con familiares, amigos y vecinos. Se puede obtener un sentimiento de pertenencia y apoyo emocional de las relacionessignificativas.

Tenga en cuenta que es crucial colaborar estrechamente con su equipo médico y seguir sus consejos para su enfermedad y necesidades particulares.